DES

INHALATIONS DE CHLOROFORME

DANS LES

OPÉRATIONS PRATIQUÉES SUR LES YEUX

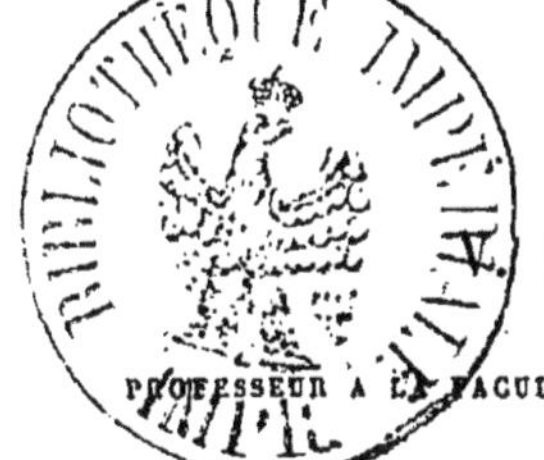

PAR

V. STŒBER

PROFESSEUR A LA FACULTÉ DE MÉDECINE DE STRASBOURG.

STRASBOURG,

IMPRIMERIE DE G. SILBERMANN, PLACE SAINT-THOMAS, 3.

1860.

DES

INHALATIONS DE CHLOROFORME

DANS LES

OPÉRATIONS PRATIQUÉES SUR LES YEUX.

Lorsque, il y a peu d'années, JACKSON fit une de ces découvertes qui font époque dans les sciences médicales, une prudente réserve accueillit l'emploi des anesthésiques. Peu à peu cependant leur usage se répandit et l'on n'aurait sans doute pas tardé à tomber dans un engouement dangereux, lorsque des cas de mort due aux inhalations d'éther ou de chloroforme vinrent arrêter cet élan.

La connaissance de ces accidents se répandit dans le public. Les malades demandèrent moins souvent à être *endormis*, et les médecins restreignirent généralement l'usage des anesthésiques aux opérations très-douloureuses et à celles pratiquées sur des individus pusillanimes et difficiles à maîtriser.

Dans la pratique ophthalmiatrique on n'hésita pas à employer le chloroforme pour l'extirpation du globe de l'œil, dans l'opération du strabisme, pratiquée sur des enfants, dans l'extraction de corps étrangers dans l'œil, sur des sujets très-jeunes ou pusillanimes [1]. Mais on s'en

[1] Voy. pour les premiers essais faits avec l'éther en 1847, un article de M. CUNIER (*Annales d'oculistique*, 1847, t. XVII, p. 205), qui se ressent des tâtonnements inséparables d'une nouvelle découverte.

abstenait dans les opérations de cataracte, de pupille artificielle, et autres.

M. Jüngken ne suivit point cette voie; en 1850, il publia un mémoire[1] dans lequel il cherche à démontrer par des faits qui lui sont propres, que la chloroformisation est utile et peut être employée sans crainte dans toutes les opérations pratiquées sur les yeux, et spécialement dans les opérations de cataracte, de pupille artificielle, de ptérygion, d'ectropion et d'entropion, pour l'extirpation des chalazes, etc.

M. Chassaignac, qui paraît ne pas avoir connu les travaux du professeur de Berlin, porta la question devant la Société médicale du deuxième arrondissement, le 9 juillet 1852, et devant la Société de chirurgie, le 28 juillet suivant[2].

La communication de M. Chassaignac concerne principalement l'action des anesthésiques sur l'œil, et ce n'est qu'accessoirement qu'il y est question des avantages qu'on peut en retirer dans les opérations de cataracte. Enfin M. White Cooper dans un article inséré dans le *Association medical Journal* (*Annales d'oculistique*, t. XXIX p. 47, 1853), rapporte ce qu'il a observé relativement à l'emploi du chloroforme dans la chirurgie oculaire et spécialement dans l'opération de la cataracte.

Malgré les publications de ces honorables confrères, leurs opinions ne se répandirent que peu, et l'on continua assez généralement à ne pas recourir au chloroforme pour les opérations les plus usuelles de la chirurgie oculaire. C'est qu'en effet on pouvait *a priori* faire aux opi-

[1] *Die Anwendung des Chloroformes bei Augenoperationen.* Ein Sendschreiben von Dr J. C. Jüngken. Berlin 1850.

[2] *Mémoires de la Société de chirurgie*, p. 37, 3e vol.

nions de MM. Jüngken, Cooper et Chassaignac des objections qui se résument peut-être dans les cinq points suivants :

1° L'emploi du chloroforme est par lui-même une opération grave, puisqu'il peut occasionner la mort ; on ne doit donc y recourir que dans les cas de nécessité absolue.

2° Cette nécessité n'existe point dans la plupart des opérations pratiquées sur les yeux ; elles sont en général peu douloureuses.

3° Il y a chez les non-chloroformés des facilités pour l'opération, qui n'existent point chez les anesthésiés. Et d'abord la position horizontale est souvent moins favorable que la verticale, surtout dans une clinique où il s'agit de faire voir l'opération à beaucoup d'assistants. De plus dans certaines opérations de cataracte, de pupille artificielle, de strabisme, il est avantageux que le malade puisse diriger l'œil à volonté dans un sens ou dans un autre. Cette faculté se perd par la chloroformisation.

4° Si le malade se réveillait avant que l'opération fût achevée, les mouvements involontaires qu'il exécuterait pourraient provoquer des accidents graves.

5° L'emploi du chloroforme détermine souvent des vomissements, accident fâcheux après l'opération de la cataracte, du staphylôme, etc.

Ces objections m'ont paru asssez sérieuses pour m'empêcher pendant plusieurs années de me servir du chloroforme dans les opérations considérées comme peu douloureuses. Ce n'est qu'au mois d'avril 1854, que, voulant opérer par extraction une femme très-pusillanime, dont les yeux étaient profondément situés dans l'orbite, j'ai été obligé de me servir du chloroforme ; l'opération eût été presque impossible sans ce moyen.

Encouragé par le résultat j'ai depuis lors opéré un assez grand nombre d'individus chloroformés; c'est le résumé de ce que j'ai vu dans ces cas, que j'ai communiqué à la Société de chirurgie en 1854 et que je soumets aujourd'hui à l'appréciation de mes confrères.

Je commencerai par répondre sommairement aux objections qui peuvent être faites à l'emploi des inhalations chloroformiques, et que j'ai indiquées plus haut.

1° Il ne m'est pas démontré que le chloroforme bien employé présente des dangers tels qu'il faille renoncer à son usage. Mon opinion sur cette question est conforme à celle que mon collègue, M. Sédillot, a si bien exposée dans son dernier ouvrage sur l'*Évidement des os* (*Gazette médicale de Strasbourg*, 1860, p. 151).

Les précautions que je prends sont de faire respirer le chloroforme à distance, par conséquent mélangé d'air atmosphérique, de placer le malade dans la position horizontale, de ne pas lui permettre de manger pendant les cinq heures qui précèdent l'opération; d'enlever le chloroforme toutes les fois que la respiration s'embarrasse ou se suspend, et d'employer alors les moyens propres à rétablir l'intégrité de cette fonction. Je n'ai à déplorer aucun accident dû à l'emploi du chloroforme.

2° On considère comme peu douloureuses certaines opérations parce qu'elles ne nécessitent pas de grandes incisions. Mais l'extraction de la cataracte, les opérations de pupille artificielle, l'ablation des staphylômes, paraissent quelquefois être plus douloureuses qu'on ne le croit généralement. D'ailleurs si la douleur occasionnée par ces opérations n'est pas à comparer à celle produite par la taille, l'arrachement de l'ongle incarné, les amputations, elles produisent par contre chez le malade une appréhension, une anxiété, qui sont pires que la douleur, et qui sont dues sans doute à l'importance du résultat à obtenir. Cette crainte peut être portée au point de ne pouvoir être surmontée. On a vu des malades bien décidés à l'opération, s'y refuser au moment où le médecin allait l'exécuter. M. le professeur JÜNGKEN ayant été appelé loin de Berlin pour opérer de la cataracte, un jeune homme de vingt-deux ans, fut obligé de s'en retourner sans avoir pratiqué l'opération; le malade n'avait pas pu vaincre la crainte dont il avait été saisi au moment décisif. Plusieurs fois j'ai dû ajourner des opérations à cause de l'anxiété insurmontable du malade.

3° Parmi les avantages qu'on perd par l'emploi de l'anesthésique, j'ai cité en premier lieu la position du malade. Il paraît plus agréable, plus facile de pratiquer les opérations d'oculistique le malade étant assis. Les spectateurs suivent mieux les manœuvres de l'opérateur. M. JÜNGKEN ne renonce pas à cet avantage, il met les individus, même chloroformés, dans la position verticale, en les faisant tenir par des aides. C'est une pratique que je n'oserais imiter; l'expérience paraît démontrer que les accidents produits par le chloroforme sont arrivés plus souvent aux individus assis, qu'à ceux qui étaient couchés. Je place donc les malades à opérer dans la position horizontale. Le salut du malade doit l'emporter sur la commodité de l'opérateur et des assistants.

Depuis l'époque à laquelle j'ai pratiqué les premières opérations au moyen du chloroforme, j'ai continué à faire dans la position horizontale du malade, toutes les extractions de cataracte, même lorsque le malade n'était pas anesthésié. Je ne trouve pas que l'opérateur soit plus gêné, et quant au malade il est dans un repos plus complet, qui, par le relâchement musculaire qui en résulte, ne peut être que favorable.

Un autre avantage qu'on perd effectivement par la chloroformisation, c'est de pouvoir faire diriger l'œil par la volonté du malade, dans le sens le plus favorable à l'opération. Il y aura à examiner si l'emploi des anesthésiques ne nous donne pas dans certaines circonstances des facilités et des avantages qui contrebalancent ce qu'il nous fait perdre.

4° Il est certain aussi que si le malade se réveillait au milieu d'une opération, comme par exemple l'extraction de la cataracte; s'il faisait alors des mouvements involontaires et violents, des accidents sérieux, l'écoulement de l'humeur vitrée dans l'opération citée, pourraient en résulter. Il faut donc que le médecin prenne ses précautions pour parer à cet inconvénient. Le plus sûr moyen consiste dans l'emploi des inhalations jusqu'à résolution complète. On verra quelle est l'importance de ce précepte lorsque je parlerai de l'opération de la cataracte par extraction.

5° Le vomissement qu'on redoute tant est assez rare lorsque le malade est à jeûn; je l'ai vu cependant un certain nombre de fois chez mes opérés de cataracte. Heureusement lorsqu'il a lieu l'opération est terminée, et l'œil est pansé. Cet accident est alors moins grave qu'on ne le croit communément.

Effets de la chloroformisation sur les yeux.

Les avantages et les inconvénients de la chloroformisation dans certaines opérations pratiquées sur les yeux peuvent se déduire de l'effet que les anesthésiques produisent sur l'organe de la vision. Les faits que j'ai observés ne concordent pas avec les assertions de M. Chassaignac. Je laisse aux observations ultérieures le soin de rectifier les erreurs dans lesquelles nous avons pu tomber. Je me borne à dire ce que j'ai vu. Lorsqu'on a poussé l'inhalation du chloroforme jusqu'à la résolution complète des muscles des extrémités, qu'il n'y existe plus ni raideur, ni sensibilité, on était en droit de croire que les muscles de l'œil devaient également se trouver dans le relâchement. Aussi ai-je été étonné de voir qu'il n'en était pas ainsi. En voulant écarter les paupières j'ai souvent été arrêté par une certaine résistance due aux contractions de l'orbiculaire des paupières. L'action de ce muscle est en outre manifeste par les clignotements qu'on observe. Il a fallu dans ces cas continuer les inhalations pour obtenir la résolution de l'orbiculaire, qui paraît par conséquent résister plus longtemps à l'action des anesthésiques.

Ce muscle n'est cependant pas le dernier à se contracter ; son relâchement étant obtenu, lorsqu'on écarte les paupières on trouve très-souvent l'œil dirigé vers en en haut et la cornée en partie cachée sous la paupière supérieure. Cet effet n'est pas constant ; chez beaucoup de malades l'œil se tient dans une position normale, la cornée placée au centre de la fente palpébrale. Peut-être qu'en continuant les inhalations, on obtiendrait le relâchement du muscle droit supérieur, comme on obtient celui de l'orbiculaire ; c'est une supposition que je fais et dont je n'ai pas vérifié la justesse, car la contraction du droit supérieur cédant à une légère traction ne m'a jamais empêché d'opérer. On sait d'ailleurs que cette position est celle de l'œil pendant le sommeil.

*

On doit attribuer également à une chloroformisation incomplète la contraction de tous les muscles de l'œil et la fixité du globe qui en résulte. Ce phénomène a été signalé par M. Chassaignac et considéré par lui comme constant, et dû à l'emploi du chloroforme. Il est le résultat de la période d'excitation et disparaît aussitôt que survient le relâchement de l'orbiculaire. Dans mes opérations de cataracte je ne l'ai jamais observé ; le plus souvent j'ai trouvé au contraire une flaccidité très-grande des muscles ; on est obligé de fixer le globe de l'œil pour l'empêcher de suivre l'impulsion que lui donne le kératotome. L'absence totale de contraction et même de tonicité se manifeste quelquefois d'une manière très-sensible à la suite de l'extraction du cristallin. La cornée s'affaisse alors pour s'appliquer à l'iris et au corps vitré, au point de former une dépression considérable à la surface antérieure de l'œil. Sur un des malades opérés à la clinique ophthalmologique de notre faculté ce phénomène a été porté très-loin, et a frappé tous les assistants.

Le relâchement des muscles du globe oculaire est l'effet le plus important que nous devons chercher à obtenir dans l'extraction de la cataracte ; c'est lui qui empêche la blessure de l'iris et l'écoulement de l'humeur vitrée, ainsi que je le dirai en parlant de la chloroformisation appliquée à l'opération de la cataracte.

On a signalé la dilatation de la pupille comme effet de l'agent anesthésique. Dans les cas où je n'avais pas instillé une solution d'atropine, j'ai vu que la pupille était modérément dilatée et à peu près immobile.

Avantages et désavantages des inhalations de chloroforme dans les opérations d'oculistique.

L'anesthésie, la résolution musculaire, l'absence de congestion qui en résulte, tels sont les avantages de l'emploi du chloroforme dans la chirurgie oculaire. L'absence de mouvements volontaires, le réveil trop prompt et les contractions involontaires qui l'accompagnent, les vomissements, voilà ses inconvénients.

L'anesthésie évite au malade les douleurs et l'anxiété. La résolution musculaire rend certaines opérations plus faciles et empêche quelques accidents. L'absence de congestion est favorable quant au résultat définitif.

D'un autre côté l'impossibilité d'exercer les mouvements volontaires rend quelques opérations plus difficiles. Le réveil trop prompt et les vomissements peuvent amener des accidents fâcheux.

En parcourant les principales opérations dans lesquelles je me suis servi du chloroforme, on pourra en déduire ses indications.

Je ne parlerai point des opérations dans lesquelles on n'emploie le chloroforme que comme anesthésique, pour éviter aux malades des douleurs très-vives. Telles sont l'extirpation du globe de l'œil, la destruction du sac lacrymal par des caustiques.

Dans les opérations moins douloureuses dont je vais parler, c'est bien plus la résolution musculaire qui nous importe, que l'anesthésie proprement dite.

1° *Examen des yeux.* Tous les praticiens savent combien il est difficile d'examiner les yeux chez les malades affectés de blépharospasme et chez ceux, les enfants surtout, qui apprébendent cette investigation. Il est cependant essentiel dans certains cas de savoir au juste quelles sont les altérations que nous cachent les paupières. Le chloroforme nous offre un moyen facile de procéder à cet examen. Pendant l'épidémie d'ophthalmie purulente qui a régné dans le service des enfants malades de l'hôpital civil de Strasbourg, j'ai eu recours à ce moyen sur un assez grand nombre d'enfants, conjointement avec M. le professeur Tourdes, chargé de cette clinique. Le chloroforme agit si vite sur ces petits malades, qu'on peut s'en servir sans perdre trop de temps; on leur évite l'anxiété qui accompagne toujours les tentatives souvent infructueuses que fait le médecin pour examiner le globe de l'œil.

2° *Corps étrangers dans l'œil.* L'extraction des corps étrangers de l'œil est parfois difficile chez les adultes, elle est quelquefois impossible chez les enfants à cause de la résistance qu'ils opposent lorsqu'on approche de l'œil. La chloroformisation enlève cette difficulté. Il y a quelques années on m'adressa d'une villle voisine un garçon de dix ans d'une force extraordinaire. Il avait un fragment de capsule fulminante dans la cornée; plusieurs médecins n'avaient pu le maîtriser pour lui enlever ce corps étranger. L'emploi du chloroforme fut à la vérité difficile; six personnes purent avec peine maintenir le malade pour rendre possible l'inhalation. Mais une fois le malade endormi, l'extraction du fragment de capsule fixé dans la cornée ne présenta plus aucune difficulté.

3° *Strabisme.* L'opération du strabisme, comme l'extraction des corps étrangers est toujours difficile et souvent impossible chez les personnes pusillanimes. Aussi avait on autrefois renoncé à opérer les enfants assez âgés pour ne pas pouvoir être maîtrisés. Le chloroforme fait disparaître cette contre-indication, avantage incontestable, car on sait que plus le strabisme persiste et plus la vue s'affaiblit à l'œil qui louche.

Chez les adultes qui ne craignent pas beaucoup l'opération, je préfère cependant la pratiquer sans me servir du chloroforme. L'opération est alors plus facile ; le malade peut diriger son œil dans le sens qu'on lui indique, et la section du muscle étant faite, on peut s'assurer immédiatement du redressement plus ou moins complet de l'œil dévié.

4° *Entropion et ectropion.* Ces opérations sont assez douloureuses. Dans quelques cas la contraction musculaire est gênante. C'est ce qui a lieu surtout dans l'entropion spasmodique. Dans un cas de ce genre, j'ai récemment fait l'ablation du bord des paupières supérieures, suivant la méthode de Jæger, avec une facilité que certes je n'aurais pas eue sans l'usage du chloroforme. Comme il s'agit dans ces cas d'enlever les bulbes de tous les cils on est obligé de procéder avec lenteur ; la douleur qui en résulte augmente la contraction de l'orbiculaire, d'où naissent des difficultés qui font échouer l'opération ou en rendent le résultat incomplet.

5° *Staphylôme.* L'ablation du staphylôme de la cornée a pour but principal de remédier à une difformité souvent hideuse. Il importe à cet effet que l'opérateur en enlève une portion assez considérable pour que la maladie ne se reproduise pas et que l'œil ne soit plus saillant ; qu'il soit plus petit que l'autre lorsqu'on veut faire porter un œil artificiel. Il arrive alors dans certains cas que la contraction musculaire chasse brusquement le cristallin et à sa suite le corps vitré. Dans ce cas l'œil se réduit à un petit moignon qui se cachera dans le fond de l'orbite, ne soutiendra plus les paupières et ne sera plus capable d'imprimer des mouvements à l'œil artificiel.

Lorsque le malade est chloroformé cet écoulement de l'humeur vitrée n'a pas lieu, les muscles étant dans le relâchement. Des observations ultérieures sont cependant nécessaires pour déterminer si des vomissements provoqués par le chloroforme, ne pourront pas donner lieu à cet accident.

6o *Pupille artificielle.* La contraction des muscles de l'œil, les mouvements involontaires de cet organe, dus à l'anxiété qui s'empare du malade, rendent souvent très-difficiles les opérations de pupille artificielle. Il arrive, surtout dans l'opération par excision, qu'au moment où l'on tire l'iris au dehors de la plaie cornéenne, la douleur qui en résulte fait faire au malade des mouvements involontaires qui détachent l'iris du crochet ou de la pince et rendent l'opération incomplète, ou forcent l'opérateur à faire de nouvelles tentatives pour saisir le voile irien. L'iris peut même se détacher complétement de son attache ciliaire par suite d'un mouvement brusque de l'œil, alors que la membrane est saisie par la pince. L'emploi du chloroforme rend donc l'exécution de cette opération plus facile et plus sûre.

Un inconvénient de la chloroformisation dans ces cas, inconvénient déjà signalé par M. Jüngken, c'est la difficulté de rendre l'incision de la cornée assez grande, l'œil ne présentant aucune résistance au couteau. J'y remédie en fixant le globe de l'œil au moyen d'une pince avec laquelle je saisis la conjonctive au côté opposé à celui dans lequel je plonge le couteau lancéolaire.

7o *Cataracte.* De toutes les opérations pratiquées sur les yeux, il n'en est pas de plus importante que celle de la cataracte. Il s'agit ici pour le malade, comme dans l'opération de la pupille artificielle, d'y voir ou de ne pas y voir. On comprend l'anxiété dans laquelle se trouvent les personnes les plus courageuses, au moment de se soumettre à une opération dont dépend tout leur avenir. Ne soyons donc pas étonnés des contractions musculaires involontaires que nous observons dans ces cas. Examinons les inconvénients qui en résultent.

Le premier obstacle qui se présente souvent c'est le spasme des paupières qui rend leur écartement difficile. Surmonté d'abord par l'aide chargé de relever la paupière supérieure, il se reproduit quelquefois avec assez de force pour arracher la paupière au doigt de l'aide et arrêter le chirurgien au milieu de manœuvres délicates.

Les efforts de l'aide pour écarter les paupières ainsi contractées, produisent d'ordinaire dans l'œil un état de congestion qui peut ne pas être innocent au moment où l'on fait à l'œil une blessure qui y détermine une inflammation plus ou moins vive. La contraction musculaire présente un inconvénient beaucoup plus grave encore. Les muscles droits trop tendus compriment le globe de l'œil; ils poussent d'arrière en avant le contenu de la coque oculaire, et en font sortir une certaine quantité lorsqu'une ouverture est faite à la cornée. De là quelquefois l'écoulement d'une partie ou de la totalité de l'humeur aqueuse avant que l'incision de la cornée soit achevée; l'iris se porte devant le tranchant du couteau; l'opérateur ne peut achever la section de la cornée qu'avec difficulté ou en emportant une portion de l'iris. Il n'en est même pas toujours quitte à si bon marché. En effet si la contraction persiste, il n'est pas rare de voir la sortie du cristallin être suivie d'un flot d'humeur vitrée, et l'iris faire hernie entre les lèvres de la plaie.

Ces accidents sont si bien connus qu'il est inutile que

j'en démontre la fréquence. Ils ne sont pas à craindre dans l'abaissement, ni dans le broiement. Mais dans ces méthodes opératoires, la tension musculaire, d'après l'opinion de M. Jüngken, rend l'abaissement plus difficile, favorise la rotation du cristallin autour de l'aiguille, et empêche les mouvements de l'instrument d'être aussi libres qu'ils doivent l'être pour bien dilacérer et broyer le cristallin.

Si pour ces dernières opérations je me borne à citer l'opinion du professeur de Berlin, c'est que jusqu'à présent je ne me suis servi qu'une fois du chloroforme pour pratiquer l'abaissement et le broiement. Ces opérations me paraissaient trop simples pour m'engager à recourir à l'anesthésie. Je ne veux pas nier néanmoins qu'il n'y ait dans l'opinion de M. Jüngken quelque chose de plausible; je me propose même de m'en assurer lorsque j'aurai à employer ces méthodes opératoires sur des individus irritables et pusillanimes. Je dirai cependant que dans le cas unique où j'ai employé ce moyen, le cristallin n'a été abaissé qu'avec difficulté, après s'être roulé plusieurs fois autour de l'aiguille.

Je ne parlerai par expérience que de l'extraction pendant le sommeil chloroformique. Je l'ai pratiquée dans l'espace de quatre mois dix fois par kératotomie inférieure et deux fois par siléroticotomie; ces deux derniers cas concernent des cataractes secondaires.

Pour pratiquer ces opérations je fais coucher le malade sur un lit en face d'une croisée. Un aide est chargé de l'administration du chloroforme que je surveille moi-même aussi longtemps que je ne suis pas occupé autrement. Cette chloroformisation est poussée jusqu'à la résolution complète, qu'on reconnaît à l'absence de toute contraction des paupières, lorsqu'on cherche à les écarter.

Alors la compresse chargée de chloroforme est enlevée, mais l'aide continue à observer le malade, et à la moindre contraction musculaire il fait aspirer de nouveau l'anesthésique. M. Jüngken fait autrement: l'anesthésie étant obtenue il place la compresse imbibée de chloroforme sur la bouche du malade, afin d'empêcher le retour des contractions pendant l'opération. Cette pratique a des avantages incontestables, puisqu'elle maintient la résolution; mais elle peut présenter de grands dangers.

Un second aide écarte les deux paupières. Avec une pince à dents de souris je saisis la conjonctive vers la partie interne et supérieure du bord de la cornée, pour tirer l'œil vers en bas, lorsqu'il est trop porté vers le bord orbitaire supérieur, et pour le fixer. Ce mode de maintenir le globe oculaire ne m'a jamais paru avoir de l'inconvénient; je le préfère à celui adopté par d'autres opérateurs, qui font fixer l'œil par un aide, lequel saisit la conjonctive vers en haut et en dehors, le chirurgien abaissant lui-même la paupière inférieure. En effet, un aide même peu intelligent ou peu habitué à ces manœuvres, abaissera toujours bien plus facilement la paupière inférieure, qu'il ne fixera convenablement le globe de l'œil. Il vaut mieux que le chirurgien se charge lui-même des parties plus difficiles de l'opération.

Le lambeau inférieur de la cornée est taillé comme on le trouve décrit partout. Immédiatement après on incise la capsule; les muscles ne se contractant pas, il est inutile avant de procéder à ce temps de l'opération de laisser reposer le malade. Le cristallin ne sort jamais spontanément; une légère pression sur la partie inférieure du globe, par l'intermédiaire de la paupière inférieure, suffit pour en opérer la sortie. On s'assure qu'il ne reste pas de matière cristalline dans l'œil et que le lambeau de la cornée est bien appliqué ; on ferme alors l'œil au moyen de bandelettes de taffetas gommé ; j'applique par-dessus une couche de ouate et une compresse longuette afin d'empêcher le malade à son réveil de se froisser l'œil par des mouvements inconsidérés, que j'empêche en outre en lui faisant tenir les mains par un aide jusqu'au réveil complet. J'enlève ensuite la compresse et le coton, à moins que le malade ne soit rhumatisant ; dans lequel cas je laisse son œil bandé comme il vient d'être dit. Dans le cas contraire je lui fais faire des fomentations froides sur l'œil opéré.

L'extraction de la cataracte secondaire par la sclérotique ne présente rien de particulier.

En faisant, d'après le procédé que je viens de décrire, l'extraction de la cataracte, j'ai trouvé à l'emploi du chloroforme des avantages et des inconvénients. Il s'agit donc de les examiner et de voir de quel côté penche la balance.

Sur un individu anesthésié, l'écartement des paupières est facile et peut être fait par l'aide le moins expert, sans que nous soyons obligés de nous servir d'élévatoire ou d'ophthalmostats. L'œil étant immobile on plonge le kératotome exactement dans le point de la cornée qu'on a choisi.

Chez aucun de mes opérés l'humeur aqueuse ne s'est écoulée avant que j'eusse achevé la section de la cornée. Il en est résulté que jamais l'iris ne s'est placé devant le tranchant du couteau, et n'a été blessé.

Le cristallin n'est jamais sorti spontanément ; il a fallu exercer une légère pression sur le globe de l'œil pour le dégager.

Jamais la sortie du cristallin n'a été suivie de l'écoulement d'une portion du corps vitré, ni du prolapsus de l'iris.

Ces résultats sont évidemment dus à l'absence de contraction des muscles de l'œil. La position du malade sur le dos fait que le corps vitré et l'iris tendent par leur propre poids à rester dans le fond de l'œil. D'ailleurs l'humeur vitrée étant renfermée dans les cellules de l'hyaloïde ne s'écoule jamais à moins que cette membrane ne soit ouverte ou que la pression que les muscles droits exercent sur le globe ne soit assez forte pour chasser le corps vitré par l'ouverture faite à la coque oculaire. C'est donc à tort qu'on a reproché à la kératotomie inférieure de donner plus facilement lieu à l'écoulement de l'humeur vitrée que la kératotomie supérieure, attendu, dit-on, que dans la première les lois de la pesanteur doivent déterminer cet écoulement. Que l'ouverture faite à la cornée siége à la partie inférieure ou supérieure, dès qu'il y a une pression *a tergo* assez forte, il faut que l'humeur vitrée s'échappe. Cette pression n'existant pas, le corps vitré n'aura aucune tendance à s'écouler, à moins qu'il n'ait été déchiré. Ce fait que l'expérience et le raisonnement avaient mis pour moi hors de doute, se trouve confirmé par les nouvelles observations recueillies sur des individus chloroformés.

Les résultats de mon observation sont contraires à l'opinion de M. Chassaignac. Ce chirurgien distingué a soutenu en effet que sur les individus chloroformés l'œil est maintenu immobile par la tension des muscles droits, et que le chloroforme a sur ces muscles une action opposée à celle qu'il exerce sur tous les autres ; il relâche ces derniers et il tend les premiers. Notre honorable confrère déduit de là que l'opération de l'extraction est rendue plus facile.

Cette tension je ne l'ai vue que sur des individus incomplétement chloroformés. Si elle existait elle présenterait de grands dangers; il faudrait renoncer à l'emploi du chloroforme dans l'extraction de la cataracte, car on s'exposerait à l'écoulement presque infaillible de l'humeur vitrée et au prolapsus de l'iris.

Lorsque la chloroformisation est complète le globe de l'œil est au contraire d'une mobilité telle, que pour faire l'incision de la cornée, on est obligé de le fixer, soit avec une pince, soit avec les doigts.

L'absence de contraction facilite singulièrement l'extraction de la cataracte chez les individus dont les yeux sont profondément situés dans l'orbite. Chez eux l'opération, toujours difficile, est rendue impossible dans certains cas par la tension des muscles, qui enfonce l'œil davantage encore et rétrécit la fente palpébrale. Les inhalations de chloroforme, en relâchant les muscles, empêchent ceux-ci de retenir le globe oculaire avec force dans le fond de l'orbite et donnent à la fente palpébrale toute son étendue. Ce que l'on gagne en facilité dans l'exécution des manœuvres opératoires est vraiment considérable.

Si dans l'opération de la cataracte par extraction les inhalations de chloroforme présentent des avantages réels, on ne peut nier que cette pratique n'entraîne aussi des inconvénients.

Il est fâcheux qu'on soit obligé de pousser les inhalations jusqu'à la résolution de tous les muscles, ceux de l'œil résistant le plus longtemps. Pour obtenir cet effet il faut quelquefois un temps considérable. Si l'on commence l'opération et que cette résolution ne soit pas complète, on est arrêté par les contractions de l'orbiculaire et des muscles de l'œil, ou, ce qui est plus grave, les contractions surgissent au milieu de l'opération, le chirurgien est obligé de s'arrêter jusqu'à ce qu'une nouvelle dose de chloroforme ait replongé le malade dans la résolution.

M. Jüngken, ainsi que je l'ai dit, prévient ce dernier inconvénient en plaçant une compresse imbibée de chloroforme sur la bouche et le nez du malade, pendant tout le temps de l'opération ; pratique efficace sans doute, mais que je n'ose imiter à cause de ses dangers.

Il est surtout essentiel de prolonger les inhalations jusqu'à résolution complète, afin que celle-ci ait une durée suffisante pour permettre au médecin d'achever l'opération sans se hâter. Il ne devra pas oublier néanmoins que les contractions peuvent renaître subitement, et l'élève chargé de l'administration du chloroforme ne doit pas perdre de vue le malade et lui présenter la compresse aussitôt que le moindre symptôme d'excitation ou de contraction se fera sentir. Un des premiers de mes opérés au moyen du chloroforme se trouvait dans une résolution complète. L'extraction du cristallin s'était faite avec la plus grande facilité. J'entr'ouvris les paupières pour m'assurer de la position convenable du lambeau, lorsque dans le même instant une raideur tétanique se manifesta dans les muscles antérieurs du tronc et du cou, au point de soulever la tête et la poitrine. Cette contraction existait sans doute en même temps dans les muscles de l'œil et donna lieu à un écoulement instantané et considérable d'humeur vitrée.

Le vomissement, qui est si rare à la suite des opérations par extraction, s'observe plus souvent après l'usage du chloroforme, surtout lorsque les inhalations ont dû être prolongées. C'est un inconvénient grave. Chez un de mes malades, qui à la vérité avait consommé une quantité considérable de chloroforme avant de tomber dans la résolution, des vomissements se sont manifestés quelques heures après l'opération et ont produit une hernie incomplète de l'iris. Cette membrane s'est engagée entre les lèvres de la plaie ; il en est résulté une cicatrisation lente et une déviation de la pupille.

Le vomissement est rare lorsque les malades sont à jeûn et que la résolution s'obtient vite. M. Jüngken prétend que cet accident est bien moins dangereux quand il est produit par le chloroforme, que dans les cas où il survient spontanément. Je ne sais sur quoi le professeur de Berlin base cette assertion ; l'effet mécanique doit être le même ; dans les deux cas la procidence de l'iris et l'écoulement de l'humeur vitrée peuvent en être la suite. Seulement il est vrai de dire que le vomissement dû au chloroforme n'entraîne pas les accidents inflammatoires qu'on observe dans les cas où ces vomissements sont produits par une blessure de l'iris.

L'usage de la glace avant l'inhalation du chloroforme et après le réveil du malade, recommandé par M. Jüngken comme préservatif du vomissement, n'est pas un moyen infaillible.

Les opérés avec chloroformisation accusent généralement de la douleur dans l'œil à leur réveil et durant les premières heures, ce qu'habituellement ne font pas les opérés non anesthésiés. Cela tient peut-être à ce que ces derniers ayant éprouvé une douleur plus vive pendant l'opération ne sentent pas assez la douleur consécutive pour en faire mention.

Un dernier inconvénient de la résolution musculaire a

été signalé par M. Jüngken. L'œil étant flasque, la cornée non tendue, il arrive facilement que l'opérateur donne trop peu d'étendue à l'incision de la cornée. Il suffit de signaler la possibilité de cet inconvénient pour le faire disparaître.

Telles sont les considérations que l'observation des faits m'a suggérées concernant l'emploi des inhalations de chloroforme dans les opérations pratiquées sur les yeux. Je vais les résumer et en tirer des conséquences dans les propositions suivantes :

1° Dans les opérations qui se pratiquent sur les yeux les inhalations de chloroforme sont employées soit comme anesthésiques, soit pour produire la résolution musculaire.

2° Comme anesthésiques elles peuvent s'employer non-seulement dans les opérations très-douloureuses, mais même dans celles où la douleur est peu vive, mais l'anxiété considérable.

3° Les inhalations de chloroforme ne produisent la résolution des muscles de l'œil que postérieurement à celle des muscles des extrémités.

4° Comme résolutives de l'action musculaire, ces inhalations sont utiles dans les cas où l'anxiété des malades produit des contractions gênantes ou fâcheuses : par exemple, lorsque chez des enfants il est essentiel d'examiner toute l'étendue de la conjonctive et de la cornée, ou d'extraire des corps étrangers ; et lorsqu'il s'agit de pratiquer à des individus pusillanimes l'opération du strabisme, de la pupille artificielle, ou l'extraction de la cataracte ; dans cette dernière opération la résolution musculaire est surtout utile lorsque l'œil est profondément situé dans l'orbite.

5° Dans l'extraction de la cataracte la résolution musculaire empêche le prolapsus de l'iris et l'écoulement de l'humeur vitrée.

6° Dans cette dernière opération les inhalations de chloroforme ne sont pas toujours sans inconvénient. Elles doivent être poussées très-loin pour déterminer la résolution des muscles de l'œil, qui souvent s'obtient difficilement. La contraction musculaire peut se reproduire pendant l'opération. Le vomissement peut être déterminé par le chloroforme.

7° Les inhalations de chloroforme présentent donc des avantages réels dans l'extraction de la cataracte chez des individus pusillanimes, irritables. Elles sont inutiles et peuvent être désavantageuses chez des malades calmes et à système nerveux peu impressionnable.

www.ingramcontent.com/pod-product-compliance
Ingram Content Group UK Ltd.
Pitfield, Milton Keynes, MK11 3LW, UK
UKHW020449220726
13923UKWH00005B/2424